AF612064

Dr Marie GOLDMAN

Confusion mentale

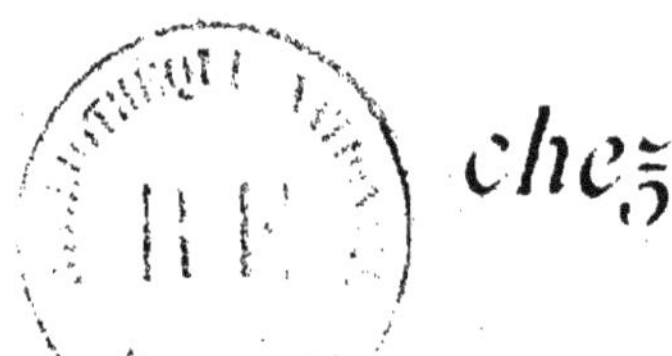

chez les Hystériques

PARIS
IMPRIMERIE DE LA FACULTÉ DE MÉDECINE
52, RUE MADAME

1899

Dr Marie GOLDMAN

Confusion mentale chez les Hystériques

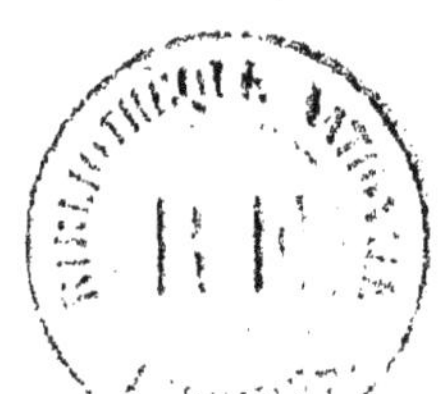

PARIS
IMPRIMERIE DE LA FACULTÉ DE MÉDECINE
52, RUE MADAME

1899

A MA MÈRE

A MONSIEUR ET MADAME FINOT

Hommage affectueux de reconnaissance.

Mes vifs et respectueux remerciements

A M. LE PROFESSEUR RAYMOND

Professeur de Clinique médicale de la Faculté de Paris,
Médecin de la Salpêtrière,
Membre de l'Académie de médecine,
Officier de la Légion d'honneur,

Pour le sujet de ma thèse et pour l'honneur qu'il a bien voulu me faire en l'acceptant sous sa bienveillante présidence.

Confusion Mentale

CHEZ LES HYSTÉRIQUES

> There are move things in heaven and earth
> Than are dreamt of in your philosophy.
>
> SHAKSPEARE.

La philosophie antique admettant que la femme est un être inférieur et que le but de son séjour sur la terre n'est autre que d'être mère, il résultait que sa mission restait fort restreinte, étant réduite à des fonctions purement physiques et principalement à des fonctions utérines.

La médecine de ces temps étant d'accord avec la philosophie attribuait beaucoup de maladies à la fonction anormale de l'utérus et parmi celles-ci elle a rangé l'hystérie.

D'après Galien, les femmes qui chez les anciens, s'occupaient des maladies des personnes de leur sexe connaissaient depuis longtemps cette maladie, à laquelle elles ont donné le nom hystérie, parce que, selon elles, elle venait de l'utérus.

« La matrice, dit Platon, est un animal, qui désire ardemment engendrer des enfants. Lorsqu'il reste longtemps stérile après la puberté, il a peine à le supporter, il s'indigne, il parcourt tout le corps, obturant les issues de l'air, arrêtant la respiration, jetant le corps dans des dangers extrêmes et occasionne diverses maladies, jusqu'à ce que le désir et l'amour réunissent l'homme et la femme, fassent naître un fruit et le cueillent comme sur un arbre, sémant dans la matrice comme dans un champ des animaux invisibles par leur petitesse extrême, puis les nourrissant après la séparation, les développant au dedans et les mettant ensuite au jour, achevant l'acte de la génération des animaux. »

Comme conséquence de ces doctrines philosophiques, qui ont trouvé écho dans la médecine, comme conséquence, répétons-nous, était la proclamation de la théorie utérine de l'hystérie.

Son règne n'était pas éphémère, elle persistait jusqu'au commencement du dix-septième siècle. En 1618 et 1667, grâce aux travaux de Charles Lepois et Thomas Willis, la théorie utérine perd son terrain.

Dans son ouvrage : « *Selectiorum observationum et consiliorum de visis hactenus morbis adjectibus qui prœter naturam ab aqua seu serosa colluvia ortis liber singularis* ». Charles Lepois admet, que l'hystérie a son siège dans l'encéphale et les mêmes idées sont développées par Thomas Villis dans sa *Pathol. cerebri et nervosi generis spécimen. in quo agitur de morbis convulsivis et de scorbuto.* Oxonii. 1667.

Par une suite de progrès incessants apparaissent les travaux et les opinions de Sydenham, de Georget, de Forget, de Gendrin, etc.

Sydenham admet que chez une femme hystérique on constate un ensemble de souffrances ou au moins une disposition générale à la souffrance, qui résidait dans tout son être et qu'il a exprimé par les mots de mobilité, de susceptibilité, de faiblesse nerveuse.

A son tour Georget définit l'hystérie de la façon suivante : « Une affection convulsive apyrétique, ordinairement de longue durée, qui se compose principalement d'accès ou d'attaques, qui ont pour caractère des convulsions générales et une suspension souvent incomplète des fonctions intellectuelles » ; et Forget et Gendrin ajoutent que l'hystérie n'est que l'expression d'une susceptibilite spéciale du système nerveux.

Dans la seconde moitié du dix-neuvième siècle apparait le travail de Briquet sur l'hystérie qui est considérée par cet auteur comme une névrose de l'encéphale dont les phénomènes apparents, dit-il, consistent principalement dans la perturbation des actes vitaux qui servent à la manifestation des sensations effectives et des passions, et s'éloigne ainsi de Louyer, Villermey et Landouzy qui prenaient l'utérus comme point de départ de l'affection.

Nous sommes arrivés à l'école de Charcot, dont

l'opinion et celle de ces élèves ont ébranlé définitivement la théorie utérine et par leurs nombreux travaux ils ont abouti à démontrer que les phénomènes psychiques jouent le rôle le plus important dans la génèse de cette maladie et, à cause de ces phénomènes psychiques, l'hystérie entre dans le cadre des maladies mentales.

Parmi ces travaux, certes, très importants, les travaux de M. Pierre Janet occupent le premier rang et sa théorie générale sur la nature de l'hystérie est adoptée en France et trouve son écho à l'étranger. M. Pierre Janet dit ceci : « L'hystérie est une maladie mentale appartenant au groupe considérable de maladies de dégénérescence ; elle n'a que des symptômes physiques assez vagues, consistant surtout dans une diminution générale de la nutrition ; elle est surtout caractérisée par des symptômes moraux : le principal est un affaiblissement de la faculté de synthèse psychologique, un rétrécissement du champ de la conscience un certain nombre de phénomènes élémentaires, sensations et images cessent d'être perçues et paraissent supprimées de la perception personnelle ; il en résulte une tendance à la division permanente et complète de la personnalité, à la formation de plusieurs groupes indépendants les uns des autres ; ces systèmes de faits psychologiques alternent les uns à la suite des autres ou coexistent ; enfin ce défaut de synthèse favorise la formation de certaines idées parasites, qui se développent complètement et isolément à l'abri du contrôle de la conscience personnelle et qui se manifestent par des troubles les plus variés d'apparence uniquement physique ».

D'où résulte, qu'une hystérique est caractérisée par un rétrécissement du champ de la conscience, par un dédoublement de la personnalité à la suite de la dissociation du conscient et du subconscient ?

On comprend sous le nom du champ de la conscience « la somme des perceptions conscientes pouvant coexister chez un individu. »

M. Laurent cite comme exemple d'étendue du champ de la conscience celui de Napoléon, dictant ses ordres à la fois à plusieurs secrétaires et M. Janet parle de l'étendue de celui d'un chef d'orchestre, qui est obligé de dirigerà la fois tous ses musiciens et de veiller à tout.

Une hystérique, qui vit uniquement par son rêve et pour son rêve, présente un champ de conscience très petit. Son cerveau est totalement absorbé par les idées qui constituent son rêve et ce rêve, qui explique toutes les causes de l'ébranlement de son organisme, l'isole du monde extérieur, l'envahit à la manière d'un « parasite » et s'y installe tandis que les sensations, les images nouvelles ne pouvant pénétrer dans sa conscience, les unes se réfléchissent, se dispersent et tombent dans l'oubli, les autres règnent en dehors de la conscience et créent des idées subconscientes, en déterminant de telle sorte une division, un dédoublement de la personnalité.

« Cette dissociation du subconscient et du conscient, dit M. Grasset, est une fonction pathologique de l'écorce cérébrale.

« La sphère subconsciente constitue comme une couche au-dessus de la réflectivité médullaire, de la réflectivité bulbaire même de la réflectivité cérébrale, et au-dessous de la sphère consciente personnelle. On conçoit donc un état pathologique de cette sphère subconsciente en dissociation morbide de la sphère consciente, sans que la personnalité consciente soit elle-même altérée.

« Supposez un degré de plus dans le mal : l'altération porte sur la personnalité consciente elle-même ; le malade n'assiste plus seulement à son rêve, il ne se contente plus de le jouer ou de le dire, il y croit ; voilà l'état mental constitué ; l'hystérique est devenu confus ».

Ceci dit, nous nous proposons de décrire cette altération grave de la personnalité consciente, qui peut se transformer ou plutôt se compliquer d'une confusion mentale, qui n'a pas le droit d'exister chez les hystériques suivant les uns, qui peut tout de même et qui existe suivant les autres.

Mais avant d'aborder ce nouveau chapitre, rendons-nous compte quelles sont les femmes qui sont les plus sujettes à l'hystérie et à la confusion mentale, qui peut déterminer de graves désordres dans leur organisme et par suite des conséquences très fâcheuses pour leur vie ultérieure. D'après Hammond la prédominence de l'hystérie chez la femme ne doit pas être attribuée aux plaisirs sexuels non assouvis, ni même au défaut d'accomplissement des fonctions génératrices, mais plutôt au manque d'un but dans la vie et à la concentration des pensées et des sentiments sur soi-même, qui en est la conséquence presque inévitable.

« Et certainement les femmes seules qui se sont créé un but dans leur existence ne sont pas plus sujettes à l'hystérie que les femmes mariées, si j'en juge du moins par mon expérience personnelle ».

Donc nous avons deux catégories de femmes : des femmes sans but, des femmes avec un but tracé, mais ces dernières se subdivisent encore, comme nous le verrons à l'instant.

La première catégorie de femmes ne présente rien de particulier. Vivant au jour le jour, tantôt dans l'oisiveté ou tantôt dans les occupations médiocres qui n'embellissent ni leur âme ni leur cerveau, indifférentes à tout ce qui ne concerne pas directement leurs propres personnes, ces femmes, de par leur nature, par leur éducation, sont des créatures rétrécies.

Mais à un moment donné un événement ou plutôt un choc moral les réveille de leur apathie ordinaire; soudainement surgit dans leur tête une idée quelconque, pour la plupart du temps une idée romanesque et la situation change.

La névrose se développe avec une extrême facilité; l'état hystérique se crée et si la cause ne cesse d'agir, l'hystérique, ne pouvant lutter contre l'idée obsédante, devient confuse.

« L'amour, comme dit M Laurent, leur étreint l'âme comme dans un étau et elles ne sauraient y échapper.

« La passion n'enfante plus que des tourments et des soucis.

« L'amour torture l'infortunée, qu'il tient enchaînée comme la divinité vengeresse, qui livre le foie de Prométhée au bec d'un vautour ».

La seconde catégorie de femmes ayant un but tracé, intelligentes, énergiques, pleines de volonté, souffrent, luttent, mais quoi qu'il en soit, elles y arrivent.

Une telle femme, dirai-je, ne peut devenir hystérique.

Mais parmi ces femmes intelligentes, dont le but est nettement déterminé, se rencontrent des êtres ayant de hautes aspirations, des natures riches et enthousiastes, se jetant dans la vie comme un guerrier dans un champ de bataille.

Que de rêves, combien d'illusions !

Mais bientôt le voile se déchire. Le sort ne leur sourit pas, les conditions ne leur sont point favorables.

N'étant pas bien préparées pour la vie, elles ne recueillent sur leur chemin que des souffrances et des déceptions et finalement tombent sous leur poids, découragées et lasses de tout, et quelle que soit leur intelligence, quel que soit leur désir de vivre, de lutter et de se créer un avenir indépendant, ne pouvant accepter une vie banale, une vie plate, forcément elles donnent dans le piège du mal.

La névrose éclate dans toute sa puissance et leur champ de conscience se rétrécit par un véritable épuisement cérébral.

D'après M. le professeur Raymond, les jeunes filles de Varsovie sont souvent atteintes de l'hystérie ; s'il y en a, elles appartiennent à cette dernière catégorie.

Confusion mentale primitive

De nombreux travaux et des observations cliniques furent publiés sur la confusion mentale en France ainsi qu'à l'étranger, mais sous des dénominations différentes.

Parmi les auteurs français Delasiauve d'abord se fait remarquer, puis apparaissent des travaux de Legrain, Seglas, Dagonet, Hannion et enfin ceux de M. Chaslin, qui en 1892, dans une communication au Congrès de Blois, attire tout particulièrement l'attention sur cette affection.

Parmi les auteurs allemands c'est Wille qui a décrit merveilleusement la symptomatologie de la confusion mentale dans son travail :

« *Die Lehre der Verwirrheit* et Meynert qui donne sa théorie du mécanisme à ce sujet. Avant de décrire les symptômes de la confusion mentale, jetons un coup d'œil sur la synonymie de cette maladie, empruntée totalement d'un travail très remarquable de M. Chaslin sur le même sujet.

Synonymie

Démence aiguë : Esquirol. Brierre de Boismont.

Stupidité, stupeur : Georget, Ferras, Délasiauve, Dagonet.

Confusion, confusion hallucinatoire : Delasiauve.

Délire de dépression : Lasègue.

Délire d'inanition : Becquet.

Torpeur cérébrale : Ball.

Acute primaere Verruckheit : Westphal.

Hallucinatorisher Wahnsinn : Krafft-Ebing.

Einfache Verwirtheit : Wille.

Acute asthenische Delirium : Mayser.

Acuter Wahnsinn. Schüle.

Hallucinatorische Verworrenheit : Konrad, Salgo-Scholz.

Asthenische und halucin. Verwir rtheit : Kraepelin.

Hallucinatorisches Irrsein : Furstner.

Dementia generatis acuta oder subacuta : Tilling.

Mania hallucinatoria : Mendel.

Dysnoïa polynevritic psychose : Korsakoff.

Amentia. Meynert ; Serbsky.

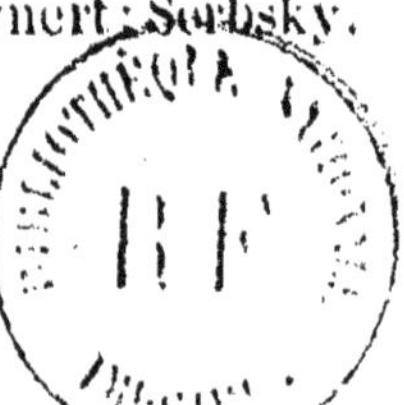

Délire sensoriel : Schereschanski.

Folie générale : Rosenbach.

Paranoïa acuta oder hallucinatoria acuta : Divers auteurs.

Primary confusional insanity : Spitzka.

Acute hallucinatory confusion : Spitzka.

Stupor, demsional Stupor Hayes : Nevington.

Acute confusional insanity : Conolly Norman.

Frenosi sensoria acuta, confusion mentale : Morelli.

Stupidité : Morselli.

Delirio sensoriele : Del Greco, de Luzenberger.

Confusion mentale primitive : Chaslin, Seglas, etc.

Paranoïa dissociativa : Th. Lichen.

Delirium hallucinatorium : Mendel.

M. Chaslin ajoute à cette synonymie des formes voisines, que l'on en a séparées, les expressions de :

Delirium of collaps. H Weber.

Collaps delirium : Kræpelin, Aschaffenbourg.

Eschopfungsstupor : Schæfer.

Acute heilbare Dementia : Binzwanger.

Dementia acuta : Divers auteurs.

Symptomatologie, marche et terminaison de la confusion mentale

Suivant Wille la confusion mentale primitive est une maladie aiguë, mais assez souvent chronique qui se caractérise par un affaiblissement de l'intelligence, par des états d'excitation, de tranquilité ou de stupeur et par des troubles somatiques.

Suivant M. Chaslin les principaux caractères de cette maladie sont les suivants :

Dans sa période d'incubation et celle du début le malade éprouve une certaine anxiété, des alternatives d'irritation, d'agitation et d'apathie, ses occupations lui deviennent pénibles, il est morose, il s'inquiète, il a souvent conscience qu'une maladie se prépare, qu'il va devenir fou, il craint de mourir, il se livre à la rumination intellectuelle et par moment il lui semble que le travail de la pensée lui devient difficile, qu'il perd la mémoire.

Souvent son caractère subit une certaine transformation. Au milieu de ces symptômes vagues se développent parfois des hallucinations ou des illusions passagères, des idées délirantes transitoires ou des accès très courts de confusion, dont le malade peut avoir conscience.

Après ces deux périodes dont la durée est très variable, le malade entre dans la troisième période, dite d'état, et se trouve en pleine confusion : physionomie apathique, hébétée, teint pâle, plombé aspect d'un vrai malade, sale et débraillé.

Le malade marmotte des paroles incohérentes, sa démarche est chancelante. ses actes sont généralement incohérents, sans but visible, ou bien il a des mouvements automatiques, stéréotypés, bizarres, absurdes.

Il manifeste parfois des impulsions subites, qui cessent aussi vite qu'elles se produisent. Alternativement il a des moments de loquacité et de mutisme.

Il ne sait pas,où il se trouve il ne reconnait pas les personnes qui lui sont proches, ni les objets. Il lui est très difficile de fixer l'attention,malgré les efforts du malade qui contrairement au mélancolique n'oppose jamais de résistance systématique.

Vient un moment où il doute de sa propre existence, de sa propre personnalité ; le temps et l'espace,tout est perdu pour lui et il ne se rend compte ni de son passé, ni des événements présents, il ne pense pas davantage à son avenir.

Tout, on le voit, décèle une confusion mentale. Les troubles somatiques sont aussi importants que les troubles psychiques. Le malade est affaibli, épuisé, la dénutrition parfois est très marquée. On constate des signes physiques qu'on rencontre dans la paralysie générale : comme l'inégalité de la pupille, le tremblement des lèvres, de la langue.

Les troubles digestifs sont plus ou moins prononcés et ont un retentissement fâcheux sur toute l'économie du confus.

La marche est variable, intermittente ou elle est à rechute.

La durée varie de quelques jours à quelques mois et même quelques années.

Les différents modes de terminaison sont :

I. La guérison.

II. Une période de confusion chronique, qui peut durer jusqu'à plusieurs années et qui se termine par la guérison ou laisse des traces pour toute la vie.

III. La démence tantôt apathique avec excès de stupeur, tantôt avec excitation, le plus souvent un mélange de ces deux états.

IV. La mort, qui survient dans le marasme ou bien dans le délire aigu (Chaslin).

Quant à la psychologie de la confusion mentale primitive nous donnons l'explication de M. Chaslin, que voici : Le fonctionnement de l'esprit repose sur la synthétisation de ces éléments.

Dès que cette synthétisation disparaît, il y a état anormal de l'intelligence, mais cette perte de la synthèse ne s'effectue pas de la même manière, dans toutes les affections mentales.

Dans la confusion mentale cette dissociation est extrême.

M. Chaslin insiste aussi sur la théorie physiologique

de Meynert sur le fonctionnement du cerveau, théorie ingénieuse et remarquable et grâce à laquelle il conclut que « le fond de la confusion mentale est la perte de la coordination des images et de la formation du mot et cela est dû à l'état de dénutrition de l'écorce cérébrale. »

Pour plus de détails, je renvoie les lecteurs au travail si intéressant de M. Chaslin sur « a confusion mentale primitive », 1896.

Confusions mentales symptomatiques primitives et secondaires.

Les états de confusion mentale se rencontrent dans beaucoup de maladies,ainsi : dans la fièvre typhoïde, le rhumatisme cérébral, la grippe, l'infection puerpérale, la rage, l'urémie, le diabète, la goutte, les tumeurs cérébrales, la syphilis du cerveau, le ramollissement cérébral, la paralysie générale, la démence sénile, dans l'épilepsie, la neurasthénie, l'hystérie, etc.

Puisque c'est à l'hystérie que nous devons ce travail nousnous occuperons tout spécialement de la confusion mentale secondaire, liée à cette névrose.

Confusion mentale chez les hystériques.

Nous admettons donc que l'état hystérique peut aboutir à la confusion mentale et nous tâcherons de le prouver par les quelques observations, que nous possédons.

L'apparition d'une confusion mentale chez une hystérique est très variable :

1° La confusion mentale peut survenir au cours d'une attaque.

2° La confusion mentale survenant dans l'intervalle des attaques hystériques.

3° La confusion mentale paraissant indépendamment des attaques.

Dans tous ces cas, elle peut être passagère ou durable, légère ou grave, curable ou incurable. M. Gilles de la Tourette, le premier donna une observation clinique d'une hystérique atteinte d'une confusion mentale.

« Nous avons pu observer, dit-il, certains états hystériques s'accentuant encore plus profondément que les manifestations à allure mélancolique, au point de constituer une forme particulière de paroxysme qui n'a guère été décrite, que nous sachions.

« A la suite d'une série d'attaques convulsives, une

malade de la Salpêtrière âgée de seize ans, tomba dans un état de démence stupide. Indifférente à tout, hébétée elle restait affalée sur une chaise, refusant toute nourriture, bavant constamment et de plus laissant échapper involontairement les urines et les matières fécales. Au bout de huit jours, elle sortit brusquement de cet état, comme elle y était entrée, par une attaque convulsive. »

Une autre observation est rapportée par M. Colin (*Essai sur l'état mental des hystériques*, Thèse de Paris 1890, Collin).

L'observation concerne une femme qui vers, l'âge de vingt-deux ans, fut atteinte d'attaques de délire hystériques qu'elle décrit elle-même de la façon suivante :

« Au moins de juin 1883, je perds mon père, je suis restée seule ; j'ai été six semaines dans le délire, nuit et jour. Mon délire s'est passé. J'ai été mieux et dans mon délire je me croyais un porc.

Et je me voyais comme cela dans mon imagination ; l'on m'a gavée tous les jours pendant six semaines ; dans l'intervalle de ce délire, j'ai eu deux jours de léthargie et pendant cette folie, je gâtais sous moi ; l'on ne faisait que me changer ; j'avais deux ou trois attaques par jour ; j'étais comme un rouleau de contractures. »

Ensuite les observations se multiplient et parmi les auteurs qui travaillent ces questions, on rencontre les noms de M. Pierre Janet et de M. Séglas.

Observation

Due à MM. Séglas et Bonnus.

Sur l'hystérie confusion mentale et amnésie; anesthésie généralisée. Résultats de l'expérience de Strumpell. Communication faite au Congrès des aliénistes et neurologistes de Clermont-Ferrand. Août 1894.

« Mlle M.., dix-neuf ans, modiste, nous est amenée à la Salpêtrière le 5 juin 1894, par une de ses tantes, pour des accidents intellectuels, survenus une dizaine de jours auparavant et dont le plus saillant est un trouble de la mémoire, se présentant sous la forme dite amnésie continue.

« Les renseignements recueillis sur ses antécédents, bien qu'incomplets, nous apprennent cependant que, vers l'âge de seize ans, au moment de l'apparition des règles, elle eut deux crises de nerfs, qui furent les premières manifestations névropathiques, et des troubles digestifs, dont le caractère est assez difficile à déterminer rétrospectivement. Jusqu'à il y a six mois, plus d'attaques. Depuis cette époque elle s'est trouvée mal seulement deux ou trois fois.

« Il n'y aurait rien de particulier sur son état mental antérieur; mais il est au moins prudent de faire des réserves à ce propos.

« Aujourd'hui cette jeune fille présente de la façon la plus nette les stigmates classiques de l'hystérie. Les troubles de la sensibilité sensitivo-sensorielle tout aussi développés que possible.

« Anesthésie tégumentaire généralisée (peau et muqueuses). Ni le contact, ni la douleur, ni la température ne sont perçus en aucun point du corps; sensibilité profonde abolie; perte absolue du sens musculaire et articulaire, des notions de position des membres, de direction

« Chaque fois qu'on interroge la malade au cours de ces recherches, elle fait cette réponse caractérisque. « Comment voulez-vous que je sache tout cela, ce que deviennent mes bras, mes jambes, puisque je ne les vois pas? » montrant qu'habituellement elle supplée par des sensations visuelles au défaut de ses sensations kinesthésiques.

« Le champ visuel des deux côtés est aussi rétréci que possible, se réduisant presque au point de fixation. Il y a de la dyschromatopsie : le violet, bleu, vert paraît uniformément tantôt bleu, tantôt rose, suivant la teinte plus ou moins foncée.

« L'ouïe des deux côtés est égalementtrès faible, une montre n'est plus entendue à 1 ou 2 centimètres. L'odorat et le goût sont abolis. Perte du réflexe pharyngien, de la sensibilité de l'anus et du rectum; la malade prenant un lavement sans sentir ni l'introduction de la canule, ni la température du liquide. Elle ne sent plus jamais la faim.

« Comme zones hyperesthésiques, on ne retrouve guère que le clou, qui est très net.

« D'après l'examen des troubles de la sensibilité, la malade se présente donc à nous comme atteinte d'anesthésie généralisée.

« Elle a, d'autre part, des attaques plus ou moins intenses, mais toujours du même type et caractérisées par une perte de connaissance, cris et rires spasmodiques, convulsions toniques en extension, ébauche d'arc de cercle, grands mouvements peu accentués, attitudes passionnelles, hallucinations et délire.

« La malade ne garde à l'état de veille aucun souvenir de ces attaques, fait assez explicable eu égard aux accidents mentaux, qu'elle présente d'autre part. Les plus saillants sont les troubles amnésiques. auxquels nous avons déjà fait allusion. Mais ils ne sont pas les seuls.

« Lorque la malade nous fut amenée le5 juin, il y avait déjà 15 jours qu'elle était arrivée à Paris venant de Lesparre, à la suite d'une scène, survenue le 26 mai, sur laquelle elle ne peut fournir aucun détail.

« Elle ignore absolument tout : la date, ce qui s'est passé. Elle sait seulement que son père a voulu la faire revenir dans son pays ; qu'un gendarme était venu lui en apporter l'ordre. A partir de ce moment elle ne se souvient plus de rien et ne peut s'expliquer ni pourquoi, ni comment, ni avec qui elle est venue à Paris.

« De plus, à mesure que le temps s'avance, cette amnésie progresse en quelque sorte, car la malade ne retient rien ou presque rien de ce qui se passe autour d'elle. Les faits sont oubliés, à mesure qu'ils se produisent ; la très grande majorité totalement, quelques-uns très rares seulement dans leurs détails, restant ainsi à l'état de faits vagues, isolés, sans signification précise.

« La malade semble d'ailleurs parfaitement indifférente à tout et vit dans une sorte d'hébètement continu, passant ses journées à faire de la dentelle d'une façon automatique sans penser à rien, dit-elle.

« De fait, par l'examen direct à l'état de veille on ne peut retrouver chez elle aucun délire, aucune idée fixe et l'on ne constate qu'un état de confusion mentale accentuée. Depuis son entrée dans le service, elle semble n'avoir rien compris et rien retenu. Elle dit bien qu'elle est à la Salpêtrière, mais ce n'est là qu'un mot ne répondant à aucune idée précise. Elle ignore comment et pourquoi elle y est venue, ne se rappelle même pas être passée par le Dépôt de la Préfecture de police et l'asile Saint-Anne, sait seulement qu'elle était à Paris chez sa tante.

« De même elle reconnait les personnes du service plus ou moins aisément, mais toujours sans comprendre ce qu'elles font là ; elle ignore le nom de sa salle, ceux de ses voisines. Elle ne se souvient pas d'un instant à l'autre de ce qu'elle vient de faire ; et à cette absence de point de repère correspond une notion extrêmement vague du temps. Si on la surprend au milieu d'une lecture, elle ne peut en donner le sens. Il faut, lorsqu'on veut lui parler, fixer son attention pour en obtenir des réponses, lentes à se formuler et très brèves.

« Elle est toujours indifférente à ce qui se passe autour d'elle, distraite, ayant l'air de rêver, bien qu'elle déclare formellement ne penser à rien ; en s'absorbant par exemple dans la contemplation longuement et sans qu'elle paraisse ensuite en avoir retiré autre chose qu'une notion très vague, à peine celle qu'un enfant pourrait exprimer après avoir feuilleté un album d'images.

« Les faits antérieurs au 20 mai ne sont pas oubliés, mais la mémoire ne les reproduit toutefois qu'en hésitant, avec un certain effort et souvent, même, il faut presser la malade pour en obtenir un renseignement, car elle répugne, en général, à toute espèce d'effort. Lorsqu'on lui parle des faits survenus depuis le 20 mai, quoi qu'elle en dise, elle ne se donne guère la peine de chercher et souvent même elle se contente de répondre que c'est ennuyeux d'en entendre parler, puisqu'on sait bien qu'elle a tout oublié, qu'elle ne retient rien. Cette difficulté de l'effort ne se rencontre pas seulement dans le domaine de l'attention, mais à l'occasion de toutes les manifestations volontaires. La malade est lente dans tous ses mouvements, reste assise la plupart du temps à faire des travaux de crochet ; elle est, de plus, docile, se laisse facilement conduire, dans une éternelle indifférence. »

En résumé : il s'agit d'une malade âgée de 16 ans, atteinte de l'hystérie avec une anesthésie totale et présentant un état de confusion mentale, dont le principal symptôme est l'amnésie sous la forme rétro-antérograde et continue,

L'occlusion simultanée des yeux et des oreilles (expérience de Strumpell) détermine un état de sommeil particulier, précédé de contractures, de secousses cloniques, de modifications respiratoires s'accompagnant de contractures mobiles, de frémissement des paupières, d'un retour de la sensibilité et de la mémoire et d'une activité intellectuelle normale.

Les manœuvres hypnotiques déterminent un état de somnambulisme identique à celui qui succède à l'expérience de Strumpell.

Dans le premier, comme dans le second cas, la malade donne tous les détails possibles sur cette période rétrograde et on reconnaît facilement que les souvenirs persistent chez la malade, mais à l'état subconscient.

Observation I

Extraite des *Névroses et Idées fixes*, de M. Pierre Janet, 1898.

Confusion mentale chez une hystérique à la suite d'émotions systématiques persistantes. Conservation apparente de la santé physique, stupeur, délire incohérent; antécédents; déception amoureuse, attaques hystériques, insensibilité, diagnostic, traitement.

Mlle By..., 18 ans, fleuriste.

Elle présente un aspect hébété et abruti : regarde vaguement devant elle et ne paraît pas se rendre compte de l'endroit où elle se trouve.

Tantôt, elle reste ainsi toute la journée immobile sur sa chaise, tantôt elle se lève, marche au hasard, donne des coups de pied aux meubles ou même aux personnes. Quand on l'interroge, elle ne répond rien, ou bien elle dit des phrases incohérentes comme celle-ci, par exemple : « Le roi... la dame, la lettre, j'ai peur de la lettre et du valet... je ne sais plus où j'ai trouvé la lettre... j'ai passé l'eau, la terre, la tour

Eiffel, tout l'univers... la lettre apostrophe aujourd'hui, c'est ma mère... etc. »

Tantôt elle répète des phrases comme cela, nuit et jour, tantôt elle va garder le silence et reste stupide toute la journée.

Le père de cette jeune fille, un peu nerveux peut-être, ne présente aucune tare et sa famille est normale. Mais sa mère était alcoolique au dernier point, elle était marchande de vin et son mari affirme qu'elle était continuellement à l'état d'ivresse. Pendant la grossesse en particulier et pendant l'allaitement, elle n'a pas dessoûlé. Elle est morte peu de temps après. Les parents, cependant, étaient assez normaux et ne présentaient pas ce vice. Il s'agit donc ici d'une fille d'alcoolique.

L'enfant s'éleva d'une façon assez normale, pas de convulsions, mais une incontinence d'urine nocturne qui persiste irrégulièrement jusque vers 9 ou 10 ans, c'est-à-dire déjà des phénomènes de dégénérescence. Elle n'était pas très intelligente, mais travaillait cependant d'une façon suffisante, et quand elle eut trouvé un métier, qui lui plaisait, celui de fleuriste, elle fut considérée comme bonne ouvrière et gagna fort bien sa vie.

Réglée à 12 ans et depuis fort régulièrement, elle n'eut, à ce moment, d'autres accidents que des saignements de nez assez forts et fréquents, paraît-il. Mais le second mariage de son père, qui eut lieu quand elle avait 14 ans, la troubla beaucoup. Elle devint jalouse et de sa belle-mère et de sa petite sœur, née de ce mariage ; elle eut des accès de colère dans lesquels elle perdit la tête. Si bien qu'elle ne put rester avec ses parents et préféra aller vivre avec un oncle et une tante, chez qui elle se montra assez raisonnable pendant trois ans.

Il y a un mois, elle apprend le mariage d'un jeune homme pour qui elle avait quelque inclinaison. Depuis ce moment, elle devient bizarre, se plaint de tout, recommence à tout propos ses crises de colère, accuse son oncle et sa tante de l'avoir entraînée à mal faire, et cependant travaille encore. Il y a une douzaine de jours, la voici qui commence des crises de nerfs avec convulsions, cris et paroles incohérentes. Deux médecins et l'un d'entre eux, M. Deny, de Bicêtre, diagnostiquent avec netteté des attaques d'hystérie : cela était probablement exact.

Depuis ces crises l'état demi-délirant, qui existait auparavant, s'accentue et dans le même sens. B... s'accuse de tous les crimes, dit qu'elle a été entraînée, perdue en particulier par son oncle et sa tante, parle sans cesse des cartes : « le roi, le valet... je retire la dame... ». Enfin, elle déclame jour et nuit. On l'amène à la Salpêtrière non sans peine. Depuis qu'elle est ici, son excitation est presque complètement tombée. Une petite potion au bromure ou au chloral a suffi pour provoquer plusieurs heures de sommeil et elle s'est montrée dès le lendemain plutôt abrutie et confuse.

Ce n'est certainement pas une manie aiguë, elle n'a qu'une excitation mentale légère, sans agitation physique et son aspect physique abattu est tout différent.

Il s'agit d'un délire hystérique, les attaques observées par M. Deny sont caractéristiques et By... était moins sensible à droite qu'à gauche. Quoiqu'elle ne répondait guère correctement, on voyait une grimace de sa figure, quand on la pinçait à gauche, grimace qui n'existait pas, quand on la pinçait à droite.

Il est donc juste de dire qu'il s'agit ici d'un phénomène dépendant de la névrose, d'un délire hystérique.

Mais cet état, qui se prolonge depuis quinze jours, se rapproche de la confusion mentale aiguë : même incohérence, même période d'agitation et stupeur et surtout mêmes troubles de la perception, même confusion. Quand la malade cherche à répondre, on la voit s'arrêter dans son délire, faire effort et murmurer : « Je ne comprends pas, je ne me souviens plus où je suis ! »

En un mot, si nous entendons ce mot confusion mentale

comme le nom d'un syndrome et non plus comme le nom d'une entité morbide, nous ne pouvons méconnaître que cet état ne consiste en une confusion mentale avec quelques idées délirantes, relatives surtout aux cartes.

Donc, cette jeune fille est atteinte d'hystérie, probablement depuis quelque temps. Ses jalousies, ses crises de rage devaient déjà avoir le cachet de la névrose, une déception d'amour et des séances dans lesquelles les jeunes filles de l'atelier ont cherché à se tirer les cartes pour découvrir leur avenir ont déterminé une désorganisation des synthèses mentales et par un mécanisme difficile à analyser en détail, une complète confusion mentale.

Le pronostic est réservé : il s'agit d'une malade, fille d'un alcoolique, ayant présenté déjà de l'incontinence nocturne et des accidents hystériques.

Il est bien probable, si la confusion proprement dite disparaît, qu'il restera quelque chose de ces troubles mentaux.

Le traitement est simple : diminuer les auto-intoxications, donner des purgatifs et le régime lacté, provoquer le sommeil par des doses aussi petites que possible de bromure et de chloral.

Observation II

Extraite des *Névroses et Idées fixes*, de M. P. Janet, 1898.

Etat de stupeur chez une hystérique. Immobilité, mutisme, absence d'intelligence, des paroles, antécédents, anorexie, stupidité.

Pic... jeune fille de 19 ans, domestique.

Sa physionomie est calme, ne présente pas de stigmates de dégénérescence. Il faut seulement remarquer la forme extrêmement ogivale de la voûte du palais. Elle se laisse conduire, asseoir sur une chaise et ne bouge plus. En un mot cette jeune fille ne dit pas un mot, ne paraît pas comprendre un mot de ce qu'on lui dit, et reste à peu près immobile, sans rien faire, partout où l'on la met.

Les renseignements sur les parents sont incomplets la mère paraît bizarre, très peu intelligente et disposée elle aussi à une sorte de mutisme. L'enfant se développa, paraît-il d'une façon normale, elle fut réglée assez tard, à 16 ans, sans accidents. Placée comme domestique, Pic... se plaignait depuis longtemps de son séjour dans une cuisine trop chaude, d'un excès de fatigue et de maux de tête

Le mois dernier, ses patrons l'ont trouvée bizarre et ils ont remarqué qu'elle refusait de manger. Elle est restée cinq jours sans rien manger et sans rien boire. Enfin, il y a trois semaines, elle quitte sans raison et sans rien dire la maison où elle travaillait et rentre un soir chez ses parents. Aux questions de ceux-ci elle répond seulement : « Je suis malade », et se couche.

Le lendemain on remarque qu'elle ne s'occupe de rien, ne fait pas de toilette, ne s'intéresse pas à sa petite sœur qu'elle aimait beaucoup, ne mange pas et ne dit pas un mot. Quand on essaye de la tirer de sa torpeur, elle fait quelques grimaces et répond quelques mots sans suite.

A son entrée à la Salpêtrière elle avait la figure tirée, la langue très sale, l'haleine mauvaise et un aspect très malade.

Puisqu'elle refusait toute nourriture, on l'a nourrie à la sonde. Aussitôt son aspect physique a complètement changé, puis elle accepte de manger et elle se porte beaucoup mieux.

Chez Pic..., il ne s'agit pas d'un simple mutisme hystérique, d'une part, car elle saurait écrire et exécuter les ordres, ce qu'elle ne fait pas et, d'autre part, elle peut murmurer de temps en temps quelques mots. Quand on lui commande quelque chose, son air devient anxieux, elle a un petit haussement d'épaules, après lequel elle ne bouge plus. Son attitude équivaut aux phrases ordinaires des confus : « Je ne comprends rien, je ne peux rien, où suis-je ? »

On peut lui faire faire quelques actes : se lever, marcher, se laver les mains, surtout si on lui explique par gestes plutot que par la parole. Il faut lui indiquer l'acte point par point, portion par portion, pour qu'elle arrive à l'exécuter. Si on lui dit : « Va te laver les mains ! » elle se lève de sa chaise et reste debout sans rien faire, il faut lui dire : « lève-toi... avance... marche... lave les mains... mets-les dans l'eau, etc... » Ces faits indiquent une grave altération de la synthèse mentale, qui porte sur la perception et la volonté ; c'est un degré extrême de l'aboulie. En un mot c'est une forme de confusion mentale sans excitation, sans délire apparent, avec apathie et stupidité. La sensibilité, l'ouïe et la vue paraissent être chez Pic... normales. Cependant cette exagération des phénomènes, cette aboulie, ce mutisme, ce trouble de perception, cette anorexie, qui a déjà précédé l'état actuel et qui existait encore à son entrée disposent à croire, dit M. Janet, qu'il s'agit des phénomènes hystériques.

OBSERVATION III

Extraite des *Névroses et Idées fixes*, de M. PIERRE JANET, 1898.

Confusion mentale avec délire d'opposition. Attitude bizarre, résistance, idées de négation, délire des négations, antécédents, aboulie, accidents hystériques, troubles de la sensibilité.

Mlle K... jeune fille de 21 ans.

Elle a une attitude bizarre ; elle garde les yeux fermés et les paupières violemment serrées, la tête tournée et inclinée à droite ; les poings fermés sont tenus derrière le dos, ou bien l'un en avant, l'autre en arrière. Dans cette attitude la malade reste debout indéfiniment sans bouger et sans dire un mot.

Quand on veut déranger sa tête, ses bras, lui ouvrir les yeux, elle résiste énergiquement. Quand on la pince fortement, elle manifeste, par une grimace, qu'elle n'est pas contente. Quelquefois elle a des larmes sous ses paupières. Dans d'autres cas, quand elle a bien résisté à tout ce qu'on lui demandait, elle sourit, comme si elle se moquait de nous. En un mot, d'après divers signes, on peut croire qu'elle n'a pas perdu conscience et qu'elle comprend un peu, quoique d'une manière très imparfaite; donc par son attitude c'est de la résistance. Mais la résistance poussée à ces limites est peu ordinaire, peu compatible avec la vie commune et doit être qualifiée de délire. Cette malade peut se résumer en un mot : il s'agit d'une confusion mentale avec délire de résistance ou d'opposition. Il est probable, qu'il y a au-dessous de ce délire des idées fixes. Un jour, lorsqu'elle refusait de manger, elle a raconté qu'elle n'avait plus d'estomac, que les aliments lui sortaient du ventre par un trou, et tombaient par terre, qu'elle ne peut plus se tenir debout, parce qu'elle n'est pas soutenue, parce qu'elle n'a plus de forces. Ce sont des idées de négation qui s'accordent avec la résistance générale telle qu'elle se manifeste dans toute sa conduite. On constate souvent ce délire des négations et de résistance au cours de la mélancolie anxieuse, à la suite de certaines idées fixes hypochondriaque, dans d'autres cas le délire d'opposition n'est qu'un aspect de l'aboulie et se trouve dans toutes les maladies où il y a un désordre de la volonté. On peut le trouver en particulier dans l'hystérie.

Les antécédents héréditaires sont très nets du côté paternel, la grand'mère et une tante étaient très nerveuses, emportées et avaient des attaques de nerfs, un oncle était alcoolique et une autre tante mourut dans un asile. La mère, quoique bizarre et peu intelligente, ne présente pas d'accidents nerveux.

La malade fut une enfant assez normale, intelligente, quoique toujours un peu sombre et parlant peu. Elle apprit divers métiers et travaillait toujours avec ardeur. Ce n'est que depuis deux ans que son attitude se modifia.

Elle eut d'abord des manies bizarres ou plutôt des paresses.

Elle restait indéfiniment à sa toilette, arrivant en retard à son service, mangeait très lentement. Elle devenait énormément distraite, oubliait les commissions qu'elle avait à faire ou ne pouvait jamais en faire qu'une seule à la fois. Donc ce sont des symptômes du rétrécissement du champ de la conscience et de l'aboulie. Il y a 3 mois elle sortit de chez elle et resta deux jours absente ; à son retour elle parut ahurie et semble ne pas se rendre compte de ce qui s'était passé. Des voisins prétendent l'avoir vue errer dans les rues et ont remarqué que pendant des heures entières elle restait immobile à la même place, les yeux levés vers une lumière. Ce sont là des phénomènes qui semblent se rapprocher des fugues et des somnambulismes. Puis elle eut de grandes attaques de nerfs bien nettement hystériques. Ces attaques se reproduisaient tous les jours ou tous les deux jours pendant six semaines.

Quand elles cessèrent, la malade commença à exprimer des idées absurdes. « J'ai eu tort de manger, de parler, c'est ce qui m'a rendue malade. Je ne dois plus le faire... Je n'ai plus d'estomac, plus de tête, je suis changée, etc. »

En un mot ces idées de résistance et de négation se sont développées à la suite des phénomènes nettement hystériques à l'occasion des troubles de la volonté et très probablement des troubles de la sensibilité. Il s'agit encore d'une confusion mentale qui prit une forme particulière chez une hystérique.

Observation IV

Extraite des *Névroses et idées fixes* de M. Pierre Janet, 1898.

Confusion mentale avec attitude catatoniques. Antécédents, émotions, attaque convulsive et délire, hémiplégie, hystérie, idée obsédante, stupeur, catatonie, diagnostic, traitement.

Hu... jeune fille de 21 ans :

Antécédents héréditaires : le père était un solide gaillard, qui ne buvait pas, et qui est resté bien raisonnable, mais sa sœur, la tante de notre malade est épileptique. Sa mère ne présente rien de particulier. Parmi les enfants une sœur de notre malade est débile et d'intelligence au moins arriérée, un frère est atteint du mal de Pott et une autre sœur est nerveuse, disposée aux idées fixes et aux accidents hystériques.

Cette jeune fille se portait bien jusqu'à l'année dernière : réglée tard à 17 ans, elle était assez intelligente mais très émotive, riant et pleurant pour la moindre des choses. Il y a un mois on la rappela brusquement chez elle à cause d'une maladie de son père. Elle était au moment de ses époques quand elle fit ce voyage; à son arrivée elle trouve son père malade, presque mourant et, peu de jours après, assiste à sa mort.

Depuis elle reste bouleversée, elle est toujours triste, se cache dans un coin pour pleurer toute seule et exprime des idées de suicide. Deux mois après, les choses s'aggravent pour un prétexte futile ; à l'occasion d'un léger désappointement causé par une lettre en retard, elle se fâche, se plaint d'étouffements et de grands maux de tête.

Puis elle commence des convulsions et se met à délirer. Pendant deux heures elle crie, cherche à se sauver pour aller se noyer, essaye de se frapper la tête contre les meubles, etc. La crise calmée, elle reste fort étourdie et plus sombre que jamais. Le mois suivant elle fait une chute accidentelle sur son côté droit et se blesse à un doigt, qui a présenté à la suite de cette légère blessure un panaris assez long à guérir. Puis elle devient anesthésique et paralysée de ce côté droit ; cette paralysie dure plus d'une semaine, disparaît, puis recommence. A d'autres moments elle ne peut plus parler ou bien elle ne mange pas. Cet ensemble d'accidents, il faut le rattacher probablement à l'hystérie, développée à la suite des émotions et du grand chagrin de cette jeune fille. Elle présente, à ce moment, une grande attaque délirante, de l'hémiplégie, du mutisme, de l'anorexie de nature hystérique. Ensuite une idée de s'enfuir la poursuit, elle cherche constamment à se sauver. Bientôt les choses changèrent encore de nature, elle devint plus indifférente, parle de moins en moins et reste complètement immobile sur sa chaise. Elle présente un air ahuri, ne répond plus aux questions ou répond tout de travers.

A de certains moments cette stupeur s'augmente encore ; la malade s'arrête dans la marche, reste debout, absolument immobile en gardant les positions dans lesquelles on la place. Elle peut rester ainsi un quart d'heure, une demi-heure; si on la secoue un peu, elle semble se réveiller avec étonnement et ne sait où elle était, ni ce qu'elle faisait.

Donc elle présente des attitudes cataleptiques et quand ces attitudes se présentent spontanément, on les a désignées sous le nom d'attitudes catatoniques.

Ces phénomènes catatoniques sont très fréquents chez les hystériques. Ils sont en rapport avec l'anesthésie tactile et musculaire ; ils sont en rapport avec l'inertie cérébrale, la distraction du sujet obsédé probablement par quelqu'une de ses rêveries, avec le rétrécissement de champ de conscience, avec des actes subconscients. Ce qui domine chez la malade, c'est le défaut de la volonté, les troubles de perception, la confusion poussée de temps en temps jusqu'à la stupeur et une dimension énorme de ses pupilles qui est un symptôme de ces états d'obsession et de stupeur.

En résumé c'est une confusion mentale secondaire, déterminée par des émotions, des tristesses chez une jeune fille hystérique et qu'ici l'hystérie compliquée a la confusion mentale par les attitudes catatoniques.

Observation V

Extraite des *Névroses et idées fixes* de M. Pierre Janet, 1898.

Confusion à rechutes avec intervalles de guérison apparente. Stupeur complète, gâtisme, conservation de la santé physique, antécédents, débauche, alcoolisme, attaques hystériques, confusion mentale, guérison, rechute au bout d'un mois, cinq alternatives de ce genre, stupeur périodique.

Ve... jeune femme de 25 ans.

Antécédents héréditaires. — Le père était assez normal et ne buvait pas; la mère était hystérique ainsi que deux de ses sœurs. Un frère de notre malade a également des crises nerveuses, probablement du même genre.

V... fut une enfant vive et intelligente; réglée à 14 ans, elle eut à cette époque quelques petites crises de nerfs sans gravité, elle se rétablit et montra jusque vers 18 ans une grande ardeur pour l'étude. A ce moment, elle prétendait avoir une vocation pour le théâtre et, malgré la volonté de ses parents, entra au Conservatoire. Elle ne tarda pas à céder à ses véritables instincts, prit un amant et se brouilla complètement avec sa famille. Depuis elle fit, suivant ses propres expressions, « la grande noce », et l'on pourrait écrire un roman sur « ses grandeurs et ses misères. »

Déjà vers l'âge de 22 ans, elle avait des pratiques peu raisonnables : elle mangeait et buvait beaucoup, puis se faisait vomir exprès après chaque repas pour n'avoir pas les ennuis d'une digestion inutile. Mais ces pratiques absurdes prirent des proportions bien plus graves dans ces deux dernières années. On l'excita à des folies de toutes sortes, mélange de débauche et de mysticisme. Pour apprécier mieux la musique de Wagner et pour évoquer les sages de l'antique Egypte, il fallait, paraît-il, être complètement ivre d'absinthe et d'éther.

Cette femme buvait tout ce qu'il est possible de boire, mélangeant le champagne et l'amer Picon, l'absinthe et l'éther. Il lui arrivait de ne pas dormir pendant une semaine, ou bien de rester couchée sous une table pendant huit jours.

V... eut d'abord des crises d'hystérie, qui n'ont pas duré longtemps, puis, peu à peu, elle perdit la mémoire, devint ahurie, ne put plus comprendre ce qu'on lui disait.

Son état de stupeur profonde était compliqué par quelques phénomènes convulsifs. Elle avait des secousses des membres, des spasmes, comme des débuts d'une attaque hystérique, qui restait toujours incomplète. Quand elle essayait de parler, elle avait au visage une foule de tics bizarres, tirait la langue, fermait brusquement les yeux, grimaçait de mille manières. Son état de stupeur, précédé d'une période pendant laquelle l'amnésie continue, avait été bien caractéristique, semblait dépendre de deux facteurs. D'un côté, l'influence de l'alcoolisme était indéniable et son amnésie, sa confusion ressemblaient tout à fait aux psychoses polynévritiques, quoiqu'elle n'eut jamais de paralysies véritables. De l'autre, les mouvements convulsifs, les tics, l'exagération même de la stupeur, ressemblant à une sorte de sommeil, semblaient dépendre de l'hystérie. Elle resta trois semaines dans cet état, nourrie presque toujours à la sonde, presque exclusivement de lait, purgée à plusieurs reprises.

La conscience revint complète ainsi que la mémoire, et la malade raconta sa vie, ses folies, le trouble qu'elle avait ressenti dans la tête et ne conserve qu'un souvenir vague de la période de stupeur.

Mais au bout d'un mois, sans avoir quitté la Salpêtrière, sans avoir pris d'alcool, ni fait aucun excès, V... se plaint d'être fatiguée, de ne plus comprendre, de s'abrutir. En deux jours, elle retombe dans la même stupeur dont elle est ressortie de nouveau, en apparence guérie, six semaines après, sans troubles de la mémoire ni de la sensibilité. Une troisième fois, elle retombe au bout de quinze jours.

Il en est ainsi depuis un an ; les stupeurs, lorsqu'elles réapparaissent, sont presque toujours aussi profondes ; la malade, qui d'ordinaire est très propre, gâte dans son lit et se roule dans ses excréments pendant les périodes de stupeur. Elle ne comprend absolument rien et ne sait même plus manger. Elle remue cependant, parle un peu quand on l'excite et n'est pas absolument endormie. Ces stupeurs peuvent quelquefois être moins fortes ; de temps en temps, la malade peut être levée, se tient sur une chaise et rit bêtement ou grimace quand on lui parle. Enfin ces accès peuvent être plus courts ; une fois, l'accès n'a duré que quatre jours.

En un mot, continue M. Janet, la malade présente ce phénomène de la confusion mentale ou de la stupeur d'une façon périodique.

Il serait juste de comparer ces phénomènes à des accès de sommeil hystérique, mais l'aspect clinique est celui d'une grave confusion mentale, profondément modifiée par l'hystérie qui lui donne ce caractère d'attaques périodiques.

CONCLUSIONS

I. Les travaux des dernières années ont démontré que l'hystérie entre dans le cadre des maladies mentales, de telle sorte, la théorie utérine de l'hystérie. qui régnait jusqu'au XVIIe siècle et qui depuis réapparaissait de temps en temps, perdit à l'heure actuelle définitivement son terrain.

II. Les phénomènes psychiques jouent le rôle le plus important dans la genèse de l'hystérie.

III. La confusion mentale est un accident secondaire survenant au cours de l'hystérie.

IV. Elle est moins rare qu'on ne le croit.

V. Le diagnostic est souvent fort difficile. On peut confondre la confusion mentale d'origine hystérique avec la confusion mentale des fièvres infectieuses, la mélancolie avec stupeur, la paralysie générale, la démence, le délire alcoolique, la manie, etc.

VI. Le pronostic est réservé.

VII. Le traitement prophylactique : Eviter toutes causes de l'hystérie. Modifier les conditions sociales de la femme.

Que son éducation, dès l'enfance, soit bien dirigée dans tel ou tel sens ; développer ses facultés morales et intellectuelles de telle sorte qu'elle puisse se tracer un but dans des moments critiques et, pleine de fierté, de se créer une vie indépendante, ne se décourageant pas au moindre obstacle.

VIII. Le traitement médical diffère suivant le cas.

INDEX BIBLIOGRAPHIQUE

ARNOLD (A. B.). — Hystero-hypochondriasis, Pacific M. S. San. Fran., 1890, XXXIII, 321-324.

SAINT-AUBIN (Louis). — Des fugues inconscientes hystériques et diagnostic différentiel avec l'automatisme de l'épilepsie. (Thèse de Paris, 1890).

— Aliénation mentale et mutisme hystérique. Journal des sc. méd. de Lille, 1887, II, 457-463.

BERJON (A.). — La grande hystérie chez l'homme. Phénomènes d'inhibition et de dynamogénie, changements de la personnalité, action des médicaments à distance. D'après les travaux de chi. MM. Bourut et Burol. Paris 1886.

BINET. — Recherches sur les altérations de la conscience chez les hystériques. Rev. phil. Paris, 1889, XXVII, 135-170.

BRACHET. — Hystérie. 1847.

BREUER (Joseph) et FREUND (Sigism. — Ueber den psychen mechanismus hysterischer Phænomene. Neurologische Centralblatt, 1893, N°s 1 et 2.

BLOCQ (P.). — Du vigilambulisme hystérique et de la suggestion hypnotique. Rev. gén. de clin. et de thérap. Paris, 1891, V, 129.

BRÉMAUD (P.). — Observation d'un hystérique, cinq tentatives de suicide; une tentative de suicide à deux, une tentative de libéricide, traitement psychothérapique. Revue de l'hypnot. et psychol. physiol. Paris, 1892, 3, VII, 287-297.

BRISSAUD (T.). et A. SOUQUES. — Délire de maigreur chez une hystérique. N. Iconog. de la Salpêtrière. Paris, 1894.

BALLET. — Des rapports de l'hytérie et de la folie. Rap. Limousin med. Limoges, 1894, XVIII, 133-6.

BRISSAUD. — Le rire et le pleurer spasmodiques.

BLOCQ. — L'état mental dans l'hystérie. Gaz. des Hôp. Paris, 1893. XXVI. 1273-1282.

BURGER (H.). — Bewegungsstorungen im Behlkopf bei Hysterischen. Berl. Klin. Wochensch., 1896, XXXIII, 147.

BREUER. — Studien über Hystérie. Leip. et Wien., 1895, F. Deutsche, 269.

BALLET. — Rapports de l'hystérie et de la folie. Cong. des méd. aliénistes et neurol. de France. Procès-verb. 1894. Paris, 1895, V, 17-90.

BIERNACKI (T.) — Zur Aetiologie der functionellen Neurosen (Hysterie und Neurasthenie). Neurol Centralblatt Leip., 1898, XVII, 250-261.

CHARCOT. — Mal. du système nerveux.

COLLIN. — Essai sur l'état mental des hystériques. Paris, 1890.

CHARCOT. — Du vigilambulisme hystérique. Dédoublement hystérique de la personnalité. Paris, 1890.

CHASLIN. — Note sur une forme distincte de maladie mentale aiguë, la confusion mentale primitive. Cong. ann, de méd. neurol. C. 1892, Blois, 1893, III, 323-332,

CHASLIN. — Confusion mentale primitive, stupidité, démence aiguë, stupeur primitive, 1895.

DIEULAFOY (E.). — Manuel de Pathologie interne.

GRASSET. — Hysterie. Dict. encycl. des sc. méd. Paris, 1889, XV, 240-352.

GRASSET. — Le roman d'une hystérique. Histoire vraie pouvant servir à l'étude médico-légale de l'hystérie et de l'hypnotisme. Rev. de l'hypnot. et psychol. physiol. Paris, 1889-90, IV, 270-277.

GRASSET. — La théorie psychologique de l'hystérie. Formule cortico-cérébrale de cette névrose. Rev. Gén. N. Montpel., méd., 1893, 866-885.

GILLES DE LA TOURETTE. — Traité de l'hystérie.

HANNION (Henri). — La confusion mentale. Paris, 1894.

JANET (P.). — Quelques définitions récentes de l'hystérie. Arch. de Neurol. Paris, 1893, XXV, 427-438; XXVI, 1-29.

JANET (P.). — Etat mental des hystériques, les accidents nerveux. Paris, 1894.

JANET (P.). — Les idées fixes de forme hystérique. Presse med. Paris, 1895.

JANET (P.). — Névroses et idées fixes. Etudes expérimentales sur les troubles de la volonté, de l'attention, de la mémoire sur les émotions, les idées obsédantes et leurs traitements. Paris, 1898.

KROTKOFF. — The psycho-cerebral constitution of the hysterical. Med. Obozr. Mosk.

LAURENT (L.). — De l'état mental des hystériques d'après les théories psychologiques actuelles. Arch. clin. de Bordeaux, 1892, 14-435.

LANGLOIS. — Contribution à l'étude de l'état mental des ›stériques. Bull. Soc. méd. de l'Yonne, 1891, Auxerre 1892, ‹XII.

.OEWENFELD. — Ueber einen Fall von hysterischen, Somnamismus nebst einteiten den Bemerkungen uber den Geisteszund der hysterischen. Ztschr. f. Hypnot. Leip, 1898, VI.

MOREAU (de Tours). — Traité pratique de la folie névropaque (vulgo hystérie). Paris, 1869.

MATHIEU (A.). — Hystérie, attaques épileptiformes, dégénéresence héréditaire, mélancolie avec idées de suicide. Bull. et Mém. Soc. méd. d. hôp. de Paris. 1891, 3, VII, 474-481.

MÖBIUS. — Ueber die gegenwärtige Auffesung der Hysterie. Med. chir. Centralbl. Wien, 1895, XXX. 213-216.

OPPENHEIM. — Thatsachliches und hypothetischess uber das Wesen der Hysterie. Berl. Klin. Wchschr, 1890, XXVII, 553-556.

PICK (A.). — Ueber pathologische Fraumerei und ihre Beziehungen zur hysterie. Zeitsch. f. Psychiat. Leipz. u. Wien. 1895-1896 XIV.

PITRES. — Des attaques de délire hystérique. Gaz. hebd. de méd. Paris, 1891. XXVII, 2-4.

PITRES. — Séméiologie des obsessions. Presse médicale. Paris, 1897, II, 61-64.

SOKOLOWSKI (T.). — Hysterie und hysterische Irresein. St-Pétersb. med. Wchschrift, 1895, XII, 441-444.

SÉGLAS. — De la confusion mentale primitive. Arch. gén. de méd. Paris, 1894.

SÉGLAS et BONNUS. — Hystérie, confusion mentale et amnésie continue; anesthésie généralisée; expérience de Strumpell. Arch. de neurol. Paris, 1894, XXVIII, 355.

SIEMERLING (T.). — Ueber einen mit Geistesstœrung complicirten Fall von schwerer Hysterie, welcher durch congenitale. Anomalien des centralnerventsystem ausgezeichnet war Charité Ann. Berl., 1890, XV, 325-348.

TABARAUD. — Les rapports de la dégénérescence mentale et de l'hystérie, 1883.

TATY (T.). — Deux cas de folie hystérique, d'origine infectieuse Ann. médico-psychol. Paris, 1895, II. 376-390.

VOISIN (S.). — Hystéro-épilepsie à crises distinctes, état mental particulier entre les accès. Gaz. des hôp., Paris, 1891, XIV, 137.

VIGOUROUX (A). — Obsession et impulsion pyromaniaque chez une dégénérée hystérique. Ann. med. psychol. Paris, 1897, VI.

ZOLA (E.). — Lourdes.

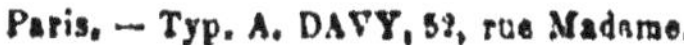

Paris. — Typ. A. DAVY, 52, rue Madame.

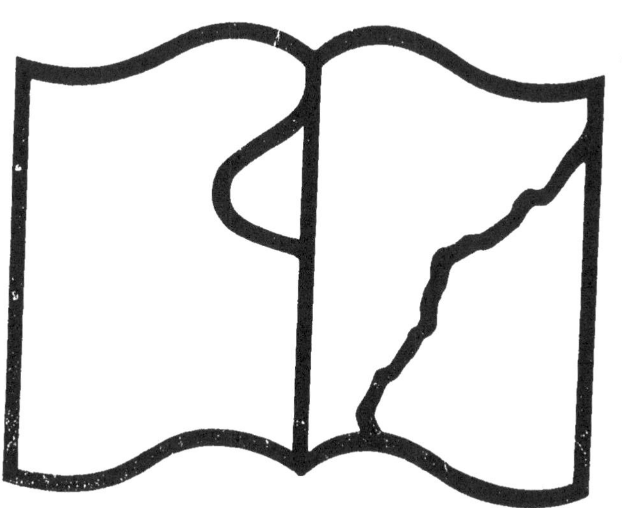

Texte détérioré — reliure défectueuse

NF Z 43-120-11

www.ingramcontent.com/pod-product-compliance
Ingram Content Group UK Ltd.
Pitfield, Milton Keynes, MK11 3LW, UK
UKHW021133230726
13926UKWH00002B/765